DE L'ESPRIT MÉDICAL

DE LA

CHIRURGIE CONTEMPORAINE

DISCOURS PRONONCÉ LORS DE SON INSTALLATION

Comme Chirurgien-Major de l'Hôtel-Dieu de Lyon

PAR

DANIEL MOLLIÈRE

Membre correspondant de la Société de chirurgie de Paris, etc.

LYON

ASSOCIATION TYPOGRAPHIQUE

GIRAUD, RUE DE LA BARRE, 12

—

1881

DE L'ESPRIT MÉDICAL

DE LA

CHIRURGIE CONTEMPORAINE

DE L'ESPRIT MÉDICAL

DE LA

CHIRURGIE CONTEMPORAINE

DISCOURS PRONONCÉ LORS DE SON INSTALLATION

Comme Chirurgien-Major de l'Hôtel-Dieu de Lyon

PAR

DANIEL MOLLIÈRE

Membre correspondant de la Société de chirurgie de Paris, etc.

LYON
ASSOCIATION TYPOGRAPHIQUE
GIRAUD, RUE DE LA BARRE, 12

—

1881

DE L'ESPRIT MÉDICAL

DE LA

CHIRURGIE CONTEMPORAINE

DISCOURS PRONONCÉ LORS DE SON INSTALLATION

Comme Chirurgien-Major de l'Hôtel-Dieu de Lyon

PAR

DANIEL MOLLIÈRE

Membre correspondant de la Société de chirurgie de Paris, etc.

MESSIEURS LES ADMINISTRATEURS,

Je viens aujourd'hui, conformément aux traditions, recevoir de vous l'investiture solennelle de mes fonctions de chirurgien-major.

Ce n'est pas sans une profonde émotion que je vois inscrire mon nom à la suite de ceux de tant d'illustres maîtres et plus que jamais, aujourd'hui, je sens combien le majorat est un fardeau lourd à porter après les Gensoul, les Bonnet, les Pétrequin et ceux desquels j'ai reçu dans cet hôpital les principes de notre art. J'aurais été heureux de pouvoir vous donner un résumé fidèle de leurs travaux, de leurs découvertes ; de vous montrer Bonnet, le professeur dogmatique, créant la thérapeutique des maladies articulaires ; Pétrequin, ce bénédictin de la chirurgie, recherchant dans leurs origines antiques les premières traditions de notre art, tout en perfectionnant les procédés opératoires que son génie inventif savait si bien s'assimiler en les transformant ; Gensoul, enfin, le praticien artiste, dont moins que tout autre, je pourrais vous parler avec impartialité. Mais ces maîtres ont laissé au milieu de nous de trop vivants souvenirs pour qu'il y ait lieu de rappeler aujourd'hui leur mémoire, surtout devant vous, Messieurs. Et si j'ai cru devoir en commençant évoquer leurs noms, c'est pour vous dire qu'en m'inspirant de leurs exemples, il me sera peut-être moins difficile de trouver la voie que je dois suivre pour être utile à nos pauvres malades et contribuer dans la mesure de mes forces aux progrès de notre art.

Il y a vingt ans environ, dans une semblable cérémonie, l'un de nos maîtres vous entretenait des *Tendances de la chirurgie contemporaine*. Il vous exposait les hésitations, les craintes du chirurgien d'hôpital, vous laissait entrevoir à quelles singulières erreurs peut conduire l'abus des statistiques (et sur ce point ses prévisions ont été dépassées), mais surtout il prononçait sur la chirurgie de cette époque un mot que répétait naguère un des professeurs les plus estimés de la Faculté de Paris, à l'ouverture de son cours de clinique : « La chirurgie, disait-il, n'est ni timide, ni craintive, elle est prudente et réservée. » Cette phrase caractérise une période de l'histoire contemporaine de notre art, mais il nous est difficile d'en comprendre aujourd'hui toute la portée. Critiquer la prudence de certains chirurgiens ou discuter l'audace plus ou moins heureuse de certains autres est chose assez naturelle; mais venir affirmer que la prudence doit être l'apanage de la chirurgie, ce ne semblerait-il pas oiseux à tous, à cette heure? Alors il n'en était rien, et si celui dont je parle n'avait qu'à imiter la sagesse de ses prédécesseurs à l'Hôtel-Dieu pour savoir être prudent, il assistait, d'autre part, à l'inventaire d'une chirurgie dont l'éclat scientifique avait trop longtemps dissimulé les résultats désastreux. On compulsait à cette époque le bilan des grandes opérations. Le *quantum* de mortalité arrivait à des chiffres effrayants. On voyait chaque jour se multiplier de nouvelles statistiques plus ou moins désespérantes, et telle était la panique qu'elles inspiraient à tous, qu'à Paris, Trélat, chirurgien si plein de tact et si sympathiquement apprécié à Lyon, « désertait son service de l'hôpital Saint-Louis, voyant succomber tous ses amputés et n'y comprenant rien ». Ce sont ses propres paroles.

On conçoit sans peine les tendances conservatrices que dut affecter alors la chirurgie découragée, que sa devise devint : *prudence, réserve.*

Mais la lutte contre la mort ne devait pas tarder à entrer dans une nouvelle phase. Les forces se divisèrent. Les uns s'attaquèrent directement à l'ennemi ; ils en ont triomphé en créant la méthode antiseptique. Les autres ont cherché à le tourner, et leurs efforts ont créé la chirurgie conservatrice.

Nous devons aujourd'hui faire la synthèse de ces deux grandes œuvres, et libres désormais, grâce aux premiers, des grandes complications nosocomiales, nous pourrons pratiquer *audacieusement* et sans *réserve* la chirurgie conservatrice.

Comme l'a si clairement montré, dans de nombreuses publications, mon prédécesseur, auquel nous devons l'introduction à l'Hôtel-Dieu de la méthode antiseptique, la plus redoutable complication des plaies a disparu de nos salles. Je veux parler de la pyohémie ou infection purulente. Naguère la plupart des opérés succombaient à cette maladie. Elle frappait sans distinction les plus robustes et les plus faibles. Nous n'avions donc devant ce fléau égalitaire que des notions très-imparfaites sur les causes de nos insuccès. Aujourd'hui, nous pouvons les analyser, et partant les prévoir. Aussi la chirurgie doit-elle entrer dans une phase que j'appellerai volontiers *médicale*. Ce n'est pas là, me dira-t-on, une chose bien nouvelle. Qu'on se souvienne donc de La Peyronnie. A son interlocuteur qui lui disait : « Il faut élever un mur entre la médecine et la chirurgie », il répondait spirituellement : « Et de quel côté mettrons-nous le malade ? » Malheureusement il ne fut guère écouté, et le rôle des purs opérateurs, qui méritaient si bien la méfiance des anciens médecins, ne serait pas près de finir sans les efforts constants d'une certaine école, à laquelle je me fais gloire d'appartenir.

C'est au professeur Verneuil que revient l'honneur d'avoir entraîné la génération contemporaine dans cette voie qu'il a su rendre nouvelle et dans laquelle j'ai cherché à m'engager aussi pendant mes six années d'aide-majorat.

Si nous voulons suivre ce maître, nous n'envisagerons plus, comme nos devanciers, l'organe malade, mais bien l'homme malade dans son ensemble. Comme lui, nous chercherons à savoir si le malheureux que l'on apporte blessé dans nos salles est un rhumatisant, s'il a eu les fièvres de marais, s'il est diabétique. Et nous pourrons prédire, sans trop de chances d'erreur, quelle sera l'évolution de la lésion traumatique qu'il vient de subir.

Si je ne devais pas me borner aujourd'hui à vous indiquer quelle ligne de conduite scientifique je compte suivre, quel esprit doit diriger les efforts de ma thérapeutique, je chercherais à vous montrer, par de nombreux exemples, quelle lumière répand sur la pathologie chirurgicale toute entière l'étude des maladies générales et de leur influence sur les lésions locales, et réciproquement l'étude de l'influence des lésions locales sur les affections générales. Qu'il me suffise de citer quelques exemples.

Bonnet, dont le souvenir restera éternellement vivant ici et dont les appareils sont tous les jours dans nos mains lorsqu'il s'agit de la thérapeutique des maladies articulaires, a créé de nombreuses méthodes. Il a poussé aussi loin que possible l'étude du traitement local des articulations. L'organe seul a absorbé toute son attention. Mais il a négligé, ou plutôt n'a pas eu le temps d'aborder l'étude des causes générales de ces maladies : la syphilis, la scrofule, le rhumatisme, etc. Depuis que cette étude a été entreprise, le feu, cette arme si précieuse dans certains cas, ne joue plus, dans le traitement des affections des jointures, le rôle exclusif qui lui était dévolu naguère. Bien des patients auxquels le maître eût appliqué sans hésiter le fer rouge et de lourds appareils inamovibles retrouvent la souplesse de leurs membres sous l'influence d'un traitement hydrothérapique. Et le temps n'est peut-être pas loin, Messieurs les Administrateurs, où vos chirurgiens-majors viendront vous demander de consacrer à envoyer nos malades aux stations thermales une partie des ressources que votre budget destine actuellement à l'achat des gouttières et des appareils. J'insiste sur ce point, car, nos statistiques vous le démontrent chaque année, les maladies articulaires entrent pour une part énorme dans le chiffre des maladies chirurgicales traitées à l'Hôtel-Dieu.

Ce n'est pas seulement sur les jointures que le rhumatisme, cette diathèse si lyonnaise, exerce ses sévices. S'il est, selon nous, irrationnel de traiter l'arthrite d'un rhumatisant comme celle que présente l'homme exempt de toute diathèse qui vient de recevoir un coup violent sur son articulation, si nous ne voulons pas que la chirurgie se spécialise sur un os, un muscle ou un nerf, il est certains autres organes sur lesquels la spécialisation, quoique bien plus à la mode, est au moins aussi nuisible.

Je veux parler de l'œil et de l'utérus.

C'est surtout dans ces deux spécialités, l'ophthalmologie et la gynécologie, que l'étude des causes générales doit primer celle des lésions locales. Substituer pour les scrofuleux, aux classiques collyres astringents, un traitement tonique et reconstituant, déchirer les voiles épais qui, pour leur épargner quelques sensations pénibles, les privent de la lumière et de l'air dont leur organisme a soif, telle est la thérapeutique que nous inspire la chirurgie diathésique.

Vous dirai-je, en passant, que le nouveau spécifique du rhumatisme, le salicylate de soude, a une action remarquablement rapide et efficace dans certaines ophthalmies aiguës, qu'on a cherché jusqu'ici, mais en vain, à noyer dans les collyres les plus variés, que l'on a traitées par les moyens locaux les plus pénibles et les plus inutiles.

Nous avons vu des fistules lacrymales opérées à plusieurs reprises, et par des mains bien habiles cependant, récidiver sans cesse. Quelques grammes d'iodure de potassium en avaient facilement raison en peu de jours. C'est qu'il s'agissait d'altérations syphilitiques des os de l'orbite, méconnues par un esprit trop spécialisé.

Il serait facile de multiplier les exemples qui tendent à démontrer toutes les erreurs que peut commettre l'oculiste exclusif, qui oublie le malade pour l'organe malade. Aussi sommes-nous heureux de sentir entre les mains de notre éminent prédécesseur l'enseignement de l'oculistique à l'Hôtel-Dieu, spécialité dont il n'a voulu analyser les minutieux détails qu'après avoir envisagé dans leur ensemble les grands problèmes de la chirurgie générale.

On en pourrait dire autant de la gynécologie. L'étude des maladies des organes sexuels de la femme doit, plus que toute autre, être faite à un point de vue général. Et nous ne serions point embarrassés pour démontrer ici qu'en traitant chez la femme les grandes diathèses, le chirurgien réussira plus souvent qu'en instituant un traitement local, souvent douloureux, toujours pénible. Qu'il s'en souvienne, l'utérus, comme a dit Blondel, est une citadelle qui ne doit pas être enlevée d'assaut.

Nous avons fait allusion jusqu'ici aux localisations des diathèses. Il faut encore envisager l'influence des maladies générales sur l'évolution des plaies. Ici, le champ est plus inexploré. Pouvons-nous, devons-nous opérer les phthisiques, les paludéens, les syphilitiques, etc...? Il serait absurde de vouloir donner dans ce rapide programme la solution de pareilles questions. Je dirai seulement que la chirurgie d'urgence, c'est-à-dire la pratique des opérations que rien ne saurait faire différer (hernie étranglée, opérations obstétricales, grands traumatismes, etc.), et la chirurgie de miséricorde, qui nous fait opérer sans espoir pour mettre fin à quelques souffrances physiques ou morales, nous apprennent que les affections générales créent, au point de vue des suites immédiates des opérations, des prédispositions fâcheuses. De là le précepte de traiter ces maladies avant d'intervenir. C'est ainsi que j'ai pu opérer avec plein succès des diabétiques en les soumettant préalablement à un régime convenable, tandis que j'ai vu des plaies sans gravité, quoique le fait soit assez rare, se compliquer chez des sujets syphilitiques dont les antécédents étaient restés secrets.

En pareil cas les traumatismes réveillent les maladies générales latentes. Ainsi parfois la plaie du syphilitique, qui depuis longtemps avait perdu le souvenir même de sa maladie, prend un aspect serpigineux. Elle ne se cicatrisera pas tant que l'on n'aura pas administré le spécifique.

Vous verrez fréquemment des accès pernicieux survenir chez des hommes robustes à la suite d'une fracture simple. C'est qu'ils ont eu jadis des fièvres de marais. Nos paysans des Dombes le savent bien : « Ah ! ce coup-là va réveiller ma fièvre ! » s'écrient-ils au moindre heurt. Lorsqu'un accident survient chez un individu porteur de certaines lésions viscérales, ces dernières peuvent s'aggraver brusquement. Sans parler des phlegmasies diffuses qui se développent chez les sujets dont les centres nerveux sont malades, de la marche aiguë qu'affecte le ramollissement sénile sous l'influence des secousses physiques, je signalerai en passant l'évolution rapidement fatale des néphrites chez les individus traumatisés et surtout le réveil des affections latentes du cœur sous l'influence des accidents.

L'un des premiers j'ai démontré que certains malades succombent très-promptement avec tous les symptômes ultimes des maladies anciennes de cet organe, à la suite de lésions insignifiantes (plaies de la main, rétention d'urine passagère, fracture simple, etc.); jusqu'au jour de l'accident on les avait cru en parfaite santé. Je me suis plus particulièrement attaché à cette étude pendant ces derniers mois, et je crois être arrivé à des résultats d'une certaine importance. C'est qu'il est nombre de patients qui, sans éprouver aucun symptôme grave, n'en ont pas moins des altérations profondes de l'organe central de la circulation. Si leur vie est paisible, est régulière, il s'établit une sorte de compensation. Le cœur fonctionne anormalement, mais il fonctionne régulièrement, c'est l'ordre dans le désordre. Aussi ces patients ne se plaindront-ils jamais de troubles cardiaques, lorsqu'ils viendront réclamer une opération.

Or, parmi ces malades il en est dont l'organe est altéré dans ses rouages, qu'on me passe l'expression. Ils ont des maladies valvulaires que leur a laissées une attaque de rhumatisme dont ils ont perdu le souvenir. Mais il en est d'autres qui, sans présenter la moindre altération valvulaire, n'en sont pas moins porteurs de lésions profondes. Ils ont le cœur graisseux.

Eh bien! au point de vue des traumatismes, les premiers résisteront. Si le choc opératoire trouble l'équilibre nouveau de leur arbre circulatoire, avec la digitale on pourra le rétablir définitivement. Les seconds sont perdus si le traumatisme agit sur leur cœur. La digitale ne fera qu'augmenter la faiblesse de l'organe. Et malheureusement il est presque impossible de prévoir ces lésions, car la dégénérescence graisseuse du cœur n'est pas, comme les lésions valvulaires, dénoncée au chirurgien par des bruits anormaux que perçoit le stéthoscope.

Je tiens à vous dire encore que l'anesthésie n'a aucune influence dans l'espèce, pas plus que l'importance de la lésion chirurgicale. Il s'agit surtout de son intensité, de l'ébranlement du système nerveux. Et nous verrons tout à l'heure qu'il peut être très-considérable, alors même que le malade est complètement endormi.

En analysant soigneusement les urines des malades avant de les opérer, on évitera donc bien des désastres inexpliqués naguère. En auscultant le cœur avec soin, on saura donner à temps les préparations de digitale qui peuvent, méthodiquement employées, prévenir l'explosion des symptômes dont nous venons de parler.

Cette préoccupation de l'état général diathésique des malades, devons-nous la conserver encore lorsqu'il s'agit des tumeurs malignes, du tubercule, du cancer? Ici encore, j'estime que le chirurgien doit se placer à un point de vue médical et envisager le tubercule et le cancer comme des maladies générales. Et c'est à lui qu'il sera donné de résoudre cette question capitale : Le tubercule et le cancer sont-ils d'emblée une maladie *totius substantiæ;* sont-ils au contraire, pendant un certain temps, des lésions locales ?

Vous comprendrez facilement, Messieurs, toute l'importance d'un semblable problème. Si le cancer est d'emblée une maladie générale, pourquoi pratiquer des opérations? Notre rôle ne peut être que tout à fait secondaire. Nous ne nous adressons qu'aux effets d'une cause contre laquelle nous ne pouvons malheureusement rien. A peine l'opération servira-t-elle à pallier quelques souffrances.

Au contraire, dans l'autre hypothèse c'est un germe de mort qu'elle arrache à l'organisme.

Et ce sont les mêmes questions que nous avons à nous poser au sujet des affections tuberculeuses locales, de celles qui sont classiquement justiciables des moyens chirurgicaux, auxquels on a jusqu'ici donné le nom de caséeuses ou scrofuleuses.

Pour ce qui est du cancer, le problème est difficile à résoudre actuellement, car nous ignorons encore sous l'influence de quelles causes naissent les tumeurs qui caractérisent cette affection. L'hérédité du cancer si manifeste dans certains cas, si douteuse dans d'autres, semblerait indiquer qu'il s'agit d'une diathèse. Mais que d'affections sont héréditaires qui sont pourtant strictement locales! Les difformités par exemple! Nous pouvons donc légitimement espérer que le cancer est une maladie primitivement locale, et notre devoir, jusqu'à preuve du contraire, est de l'enlever aussi radicalement que possible comme un parasite fatalement mortel.

C'est ainsi que l'étude médicale des diathèses peut amener à des conclusions absolument opératoires.

Si le doute est encore un devoir scientifique sur ce point de pathologie générale, il n'en est plus de même quand il s'agit des maladies tuberculeuses. Et les études contemporaines sur ce sujet sont bien faites, Messieurs, pour vous montrer les tendances médicales de la chirurgie de nos jours.

En effet, ce sont les dermatologistes et les chirurgiens qui abordent aujourd'hui en France, comme à l'étranger, l'étude des origines de la phthisie pulmonaire. Ce sont eux qui cherchent à élucider la difficile question des rapports de la scrofule et du tubercule, problème dont la solution semblait réservée au domaine de la pathologie interne. Grâce à leurs recherches, nous savons que la tuberculose humaine peut être primitivement locale et qu'en enlevant radicalement le foyer local on peut sauver l'organisme de l'infection. L'expérimentation animale l'a nettement démontré, l'observation clinique l'a prouvé mieux encore.

C'est donc hardiment et hâtivement que le chirurgien doit intervenir en présence des maladies chirurgicales de nature tuberculeuses. Nous l'avons souvent constaté nous-mêmes. Ainsi, en pratiquant de bonne heure la castration chez les individus atteints de tuberculose génitale, nous avons pu prévenir l'infection des poumons. Nous avons pu voir aussi pleins de vie et de santé des patients opérés jadis par nos maîtres. Ces faits ont été consignés dans la thèse d'un de nos élèves, le docteur Bernay, et nous ne serions pas embarrassés pour les multiplier aujourd'hui.

Ce que nous disons ici ne pourrait-il pas s'appliquer aussi aux affections tuberculeuses du squelette ? En conservant un membre utile, par une de ces opérations conservatrices qui sont nées dans notre Hôtel-Dieu et dont vous avez souvent vu les résultats immédiats si remarquables, ne laisse-t-on pas dans l'organisme le germe d'une maladie qui, plus tard, se généralisera et dont la dernière transformation sera la phthisie pulmonaire ? Je pose aujourd'hui la question sans oser la résoudre. Constatons toutefois le contingent énorme que fournissent à la phthisie pulmonaire les malades porteurs d'affections articulaires fongueuses, qu'ils aient ou non subi des opérations conservatrices. Constatons aussi la longévité des malades qui ont subi, pour des tumeurs blanches, des amputations hâtives.

Les succès réels, quoique trop balancés encore, de l'excision du sclérome syphilitique initial viennent à point me fournir un nouvel et frappant exemple de ces maladies réputées fatalement constitutionnelles et que le couteau de l'opérateur a pu pour ainsi dire dégénéraliser s'il est intervenu à temps.

Vous le voyez, Messieurs, en envisageant à un point de vue général les maladies localisées qui s'observent dans nos services chirurgicaux, nous voyons chaque jour s'imposer à nous de nouvelles recherches. A la solution de ces problèmes doit se subordonner notre conduite. Et en poursuivant cette solution nous ne faisons que suivre le grand mouvement contemporain qui pousse aujourd'hui la chirurgie vers la pathologie générale. Mais si cette propension de l'art nous paraît excellente, les moyens que nous propose ce que l'on appelle la science moderne sont-ils de nature à nous permettre la découverte de toutes ces inconnues? C'est ce qui est plus contestable. Deux surtout nous paraissent passibles de nombreuses objections : nous voulons parler de l'expérimentation animale et de la statistique.

Certes, il est difficile ici de faire le procès de la chirurgie expérimentale. Elle est trop brillamment représentée dans l'École lyonnaise pour qu'il soit possible d'en médire même timidement. On sait en effet à Lyon faire la part des grands processus, et c'est la pathologie générale, c'est-à-dire les propriétés des tissus à l'état de santé et de maladie, que nous avons vu étudier par nos maîtres. Jamais ils n'ont confondu la pathologie animale avec l'observation clinique. Mais malheureusement nous avons d'autres exemples. Le croiriez-vous, Messieurs, de ce que telle méthode d'amputation a réussi chez un chien, d'aucuns ont conclu qu'elle devait être pratiquée chez l'homme !

Je me souviens encore d'un savant mémoire sur la cataracte que publiait, il y a quelques années, un spécialiste bien connu (il s'agissait de l'application locale du phosphore au traitement de cette affection à son début). Tout bien analysé, l'inventeur n'avait encore guéri qu'une vieille chienne qui, disait-il, devait y voir très-clair, car elle avait recommencé à poursuivre les chats comme dans sa jeunesse. Ceux que cette remarquable cure a convaincus n'ont pas eu à se louer, se dit-on, de leur crédulité.

Nous savons trop aussi à quelles opérations funestes ont été conduits ceux qui ont tenté d'étudier les maladies du péritoine *in animâ vili*...

La chirurgie expérimentale ne pourra donc nous donner des notions utiles que sur certains points de pathologie générale. Encore faudra-t-il nettement définir la nature des maladies soumises à l'expérimentation. Et les interminables discussions des académies sur la transmission des tubercules de l'homme aux animaux sont là pour nous montrer toutes les difficultés et surtout les obscurités obligées de cette méthode.

Mais enfin, l'expérimentation nous livre des faits que nous pouvons contrôler, discuter, vérifier, interpréter enfin selon ce que nous croyons être la raison. En est-il de même de la statistique ?

Je crois que pour arriver à la vérité, en chirurgie surtout, il n'est pas de méthode plus vicieuse. La statistique est cependant la base d'un grand nombre de travaux assez recommandés. C'est par elle que dans certaines écoles on cherche à trancher toutes les questions. Et voici comment on s'y prend : On construit des tableaux, on inscrit le nom du malade, dans une colonne voisine celui de l'opérateur, le résultat dans un dernier casier : mort ou guérison. Au bas de la page on trouve le total. La règle de proportion est faite, son résultat est un tant pour cent de mortalité qui nous permet de juger la valeur d'une opération. Tout semble parfait, les cadres sont bondés, l'opération arithmétique irréprochable. Mais hélas ! par une trop fréquente inclination et pour le besoin de faire nombre, presque toujours vous verrez dans ces colonnes s'aligner, à côté des noms les plus illustres, ceux des hommes dont le... peu de bonheur est connu de tous, ceux des opérateurs d'aventure qui ne prennent en main le bistouri qu'une fois dans leur vie. Il importe de multiplier les unités. On glane dans les journaux étrangers, on glane dans les feuilles d'outre-mer. Souvent l'observation que le professeur Desgranges publie, dans un premier journal, est dans une autre feuille celle d'un nommé Desplagnes. A la faute d'impression, la statistique ne peut que gagner une unité. Aussi les chiffres fournissent-ils les résultats les plus extraordinaires, les plus contradictoires. Ainsi, la statistique nous donne pour des cas recueillis dans des conditions identiques :

Amputation tibio-tarsienne.

Mortalité, 19 sur 36, soit plus de la moitié.

Mortalité, 2 sur 12, ce qui est très-peu.

Les statisticiens dont nous parlons, en joignant à ces deux statistiques, qui nous sont données par les armées françaises et anglaises pendant la guerre de Crimée, celles qui ont été recueillies en Allemagne pendant la guerre du Schleswig-Holstein et en Italie dans les armées autrichiennes vaincues, arrivent à nous dire que l'amputation tibio-tarsienne donne une mortalité de 41,8 0/0. Une statistique de Sarazin dans laquelle entrent les mêmes faits, unis à d'autres, donne 13 0/0.

41 0/0 !

13 0/0 !

Voilà à quels résultats lumineux on en arrive quand on veut substituer à l'expérience clinique le maniement des chiffres, quand aux observations recueillies, au vu et su de tous, dans un milieu connu, on veut opposer cette phalange mercenaire de faits non contrôlés et partant incomparables.

Si la statistique a mérité d'être appelée l'*expérience de ceux qui n'en ont pas*, il faut avouer que ceux qui n'auront qu'elle méritent une bien médiocre confiance. Et si nous voulions citer encore ! On vous montrerait les chiffres fournis par un chirurgien de Lyon qui n'a jamais existé. Enrégimentés sous son vocable, ils ont servi au loin à juger de la valeur de certains procédés opératoires, et peut-être, qui sait! de la valeur même de notre École?

Je viens de faire, me dira-t-on, le procès des mauvaises statistiques, et rien n'est plus légitime que de consulter le langage des chiffres. Je vous l'accorderai facilement, mais donnez-moi des unités comparables, donnez-moi des statistiques personnelles, publiquement dressées. Je serai le premier à les interroger avant d'agir. Car, en même temps que les chiffres, elles renfermeront les faits dans leurs détails. Ce sont ces derniers qu'il faut analyser. Quant aux chiffres, je me réserve de ne les consulter que pour envisager dans leur ensemble les grandes questions de mortalité générale. Ainsi ont agi mes prédécesseurs quand ils ont eu recours à leur brutale éloquence pour assurer ici le triomphe de la méthode antiseptique.

Je me suis efforcé, Messieurs, dans les quelques pages qui précèdent, de vous exposer les tendances louables, je veux dire les tendances médicales de la chirurgie actuelle, et pour les résumer je répéterai avec Verneuil :

« Le chirurgien ne doit plus être qu'un médecin, armé quand il le faut, mais le moins souvent possible. »

Mais je n'oublierai pas que je suis le dépositaire des armes dont il parle et que c'est à mes mains que vous les avez confiées. Il me reste à vous dire quel usage j'en ai fait, quel usage je crois devoir en faire encore.

Quand le chirurgien opère, disaient nos anciens, il doit agir *cito, tuto et jucunde.*

Sûreté, élégance, rapidité, telles étaient les trois qualités, selon tous, indispensables. Ne parlons pas des deux premières, heureux qui les possède, non moins fortuné, certes, qui se les voit appliquer ! Mais permettez-moi un court plaidoyer en faveur de la troisième. On la prétend inutile aujourd'hui, et il est une école qui ferait volontiers de la maladresse un principe sauveur.

Quand l'anesthésie fit son apparition, Gensoul s'écria, plein d'admiration cependant : « Pourvu que ce ne soit pas la mort de la chirurgie ! » Cette prédiction, sans doute se réaliserait si nous laissions le dernier mot à ces innovateurs qui voudraient inscrire là où l'on ne trouve qu'inexpérience et timidité : méthode, prudence. Mais ils ont contre eux la physiologie expérimentale et surtout l'observation clinique.

C'est que le malade endormi par les anesthésiques n'est pas, comme on le disait naguère du haut d'une chaire, « un polype vivant comme une plante ». Il n'a perdu des attributs de l'homme vivant que la *sensibilité douloureuse, consciente. La sensibilité organique* persiste tout entière.

Tous les phénomènes secondaires, connus sous le nom de réflexes se produisent comme à l'état de veille. Ainsi l'excitation d'un nerf (de la main ou du pied, par exemple) a pour résultats une modification dans les battements du cœur et dans la température générale de l'organisme. Comme chez l'homme réveillé, le froid, la chaleur, chez le sujet endormi par le chloroforme ou l'éther, font tour à tour contracter et dilater les vaisseaux capillaires, c'est-à-dire pâlir et rougir la peau.

Si donc l'acte opératoire est long et laborieux, l'ébranlement nerveux sera infiniment plus considérable, et l'on conçoit que les suites de l'opération en seront singulièrement influencées. Ah ! si je ne venais pas de médire des statistiques, je pourrais vous montrer des séries nettement comparables, qui démontrent toute l'importance de la promptitude opératoire. Il est une certaine opération qu'on pratique sur la face, et que pouvait seul concevoir un opérateur *express*. Entre les mains de ceux qui savent imiter la rapidité de l'auteur, elle est bénigne, malgré l'énorme traumatisme qu'elle inflige au patient. Elle est meurtrière et néfaste entre les mains des adeptes de la lenteur, et fournit à la mortalité un contingent déplorable.

Et que deviendra le chirurgien sorti de ce que j'appellerai l'*École de la petite vitesse*, quand il devra agir rapidement et sans pouvoir recourir aux anesthésiques ? Hélas ! il ne faut pas avoir vieilli beaucoup dans la pratique hospitalière pour savoir que ces tristes circonstances sont loin d'être rares. Que de patients ont dû leur vie à une main rapide ! Je vois encore Ollier ouvrant d'un seul coup de bistouri, à travers un goître énorme, les voies respiratoires d'une jeune fille que tous nous croyions déjà morte. Elle est encore pleine de vie et de santé à l'heure qu'il est. Qui ne connaît la transfusion pratiquée par Desgranges à la Maternité de l'Hôtel-Dieu ! Une femme mourait d'hémorragie, un vulgaire trocart, une seringue ordinaire et un bistouri suffirent à notre maître pour injecter dans les veines de sa malade mourante le sang de son généreux interne.

Et cependant, Messieurs, consultez les traités de médecine opératoire modernes, et vous verrez quels appareils complexes sont indiqués comme indispensables pour pratiquer cette opération désespérée.

Non, nous ne devons pas laisser marteler le blason de la chirurgie. Si elles devaient ailleurs disparaître, ces trois précieuses légendes resteront toujours gravées sur l'écusson du majorat lyonnais : *sûreté*, *élégance*, *rapidité*; *tuto*, *cito et jucunde*.

Il reste encore, Messieurs, pour le *médecin armé*, de nombreuses conquêtes à faire, même s'il veut se confiner dans un rôle de pur opérateur. Car heureusement il est nombre de lésions qui sont exclusivement locales et qui n'appartiennent qu'au domaine de la chirurgie. Que de procédés à perfectionner, que de méthodes nouvelles à créer, que de méthodes anciennes à juger ! C'est à cette triple tâche que je me suis consacré pendant mes six années de désignation.

Puissent les quelques travaux que j'ai produits, pendant cette période, contribuer dans une certaine mesure aux progrès de la science ! Vous en rappellerai-je en quelques mots certains, pour vous prouver qu'en publiant mon *Traité des maladies du rectum et de l'anus*, je n'ai pas négligé pour une étude spéciale les problèmes quotidiens de la chirurgie hospitalière ! Vous citerai-je mes recherches sur l'étranglement des hernies, les procédés que j'ai créés pour assurer l'occlusion complète du péritoine, après l'opération que nécessite cet accident ! Je me suis également attaché à perfectionner les opérations qui ont pour but de restaurer la face et surtout à les rendre plus inoffensives chez les vieillards.

Enfin, j'ai introduit dans nos hôpitaux la ligature élastique et le drainage capillaire; la ligature élastique, grâce à laquelle l'opération que subit Louis XIV, est aujourd'hui si simple et si inoffensive; le drainage capillaire, qui abrège dans de si notables proportions la durée des plaies anfractueuses et dont l'application au traitement des goîtres a donné des résultats si inattendus. Et terminerai-je cette énumération en vous rappelant que j'ai eu l'honneur d'appliquer, le premier en France, la méthode hémostatique d'Esmarch, cette méthode qui suspend pour un temps la circulation sanguine dans toute une région, dans tout un membre, si bien que le chirurgien opère à sec, sans faire perdre une goutte de sang, et peut pratiquer posément et avec la pleine sécurité du *tuto* classique des explorations qui pour devenir fructueuses, des opérations qui pour être salutaires, n'étaient jusqu'ici possibles qu'à quelques mains exceptionnellement douées! Je n'ose vous donner ici la liste complète des recherches que j'ai publiées. Et cependant, ne devrais-je pas vous rendre compte des six années que j'ai déjà passées dans les hôpitaux depuis le jour où j'ai eu l'honneur d'être désigné pour le majorat de l'Hôtel-Dieu! Je le pourrais d'autant mieux que l'honneur, si honneur il y a, en revient surtout à vous, Messieurs, dont le zèle pour le bien des malades et le dévoûment quotidien sont un exemple si précieux; à vous qui, par la sage répartition des deniers légués par la charité légendaire de nos compatriotes, pouvez mettre entre nos mains, dès que la science les désigne, toutes les ressources des méthodes nouvelles.

Je dois surtout aujourd'hui vous remercier des auxiliaires zélés dont vous nous avez entourés, et qui tous sont à la hauteur de leurs devoirs. Car si nous trouvons dans nos sœurs et nos frères hospitaliers des serviteurs dévoués, intelligents et soumis, nous avons dans le corps de l'internat une phalange de collaborateurs instruits, avec lesquels nous aimons à partager la lourde responsabilité des services que vous nous avez confiés.

Entouré, assisté de cette généreuse jeunesse, soutenu par son loyal concours, stimulé par ses provocations fécondes, je le sens, la tâche devient facile pour celui qui a eu l'honneur d'être issu de ses rangs, car ç'a toujours été et ce sera toujours pour le major de l'Hôtel-Dieu son plus beau titre de gloire que de pouvoir se dire le premier des internes.

DU MÊME AUTEUR :

A propos de la résection du maxillaire inférieur. Lettre à M. Verneuil. — *Gazette hebdomadaire de Paris*, Septembre 1873.

Nouveaux méfaits du taxis forcé. — Extrait du *Lyon médical*. Paris. G. Masson, 1875.

Note sur un cas de rectocèle vaginale. — Extrait du *Lyon médical*. Paris. G. Masson, 1875.

Note sur deux cas de perinéorrhaphie. — Extrait du *Lyon médical*. Paris. G. Masson, 1876.

De l'énucléation du globe oculaire pendant la période aiguë du phlegmon de cet organe. — Extrait du *Lyon médical*, 1876.

Note sur un cas de régénération osseuse (avec figures). — Extrait du *Lyon médical*. J.-B. Baillière, 1876.

Traité des maladies du rectum et de l'anus. In-8° avec 20 figures dans le texte. 758 pages. Paris. G. Masson, 1877.

Indications de l'occlusion du péritoine par la ligature élastique après la kélotomie. — Extrait du *Lyon médical*. Paris. G. Masson, 1877.

De la hernie de la ligne demi-circulaire. — In Congrès périodique international des sciences médicales. Genève, 1877, fig.

Absence congénitale du vagin. Création d'un vagin artificiel. — Extrait du *Lyon médical*, 1879.

Procédé opératoire destiné à faciliter la réunion après l'excision partielle du nez. — Extrait du *Lyon médical*, 1876.

Epithélioma colloïde intra-acineux de la glande lacrymale. (En collaboration avec le Dr Chandelux). — Extrait du *Lyon médical*, 1880.

Observations de tumeurs rares de la langue. — *Progrès médical*, 1875.

Observation de luxation sous-épineuse complète de l'épaule droite. — In *Gazette des hôpitaux de Paris*, 1875.

Article Fibrome. In *Dictionnaire encyclopédique des sciences médicales*. Paris, 1878.

Tumeur volumineuse du sein ; ligature préventive des veines. Extirpation. Guérison. (Avec fig.). — *Lyon médical*, 1877.

Nouveau traitement de la luxation du long péronier latéral. — Extrait du *Lyon médical*, 1879.

Ablation de deux volumineuses tumeurs du maxillaire supérieur. — *Lyon médical*, 1877.

Note sur un cas de lésion traumatique du foie. — In *Progrès médical*, novembre 1877.

Influence des grands traumatismes sur les affections cardiaques latentes. — In *Union médicale*. Paris, 1880.

Étude sur quelques symptômes des fractures de l'astragale.— Extrait du *Lyon médical*, 1880.

Du drainage capillaire dans les kystes synoviaux du poignet. Leçon publiée par M. Bouzol, interne des hôpitaux. — *Gazette des hôpitaux de Paris*, 1879.

Sur un nouveau traitement de l'hygroma du genou. — Société des Sciences médicales, 1879.

Folie traumatique. Trépanation. Guérison. — Extrait du *Lyon médical*, 1881.

Etc., etc.

www.ingramcontent.com/pod-product-compliance
Ingram Content Group UK Ltd.
Pitfield, Milton Keynes, MK11 3LW, UK
UKHW020536230726
13925UKWH00005B/2304

9 782014 091779